REMARQUES

SUR

L'ÉPIDÉMIE DE CHOLÉRA

DE 1849.

REMARQUES

SUR

L'ÉPIDÉMIE DE CHOLÉRA

DE 1849.

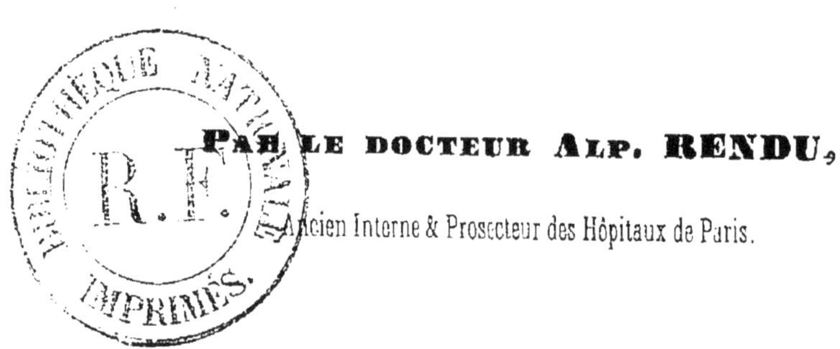

PAR LE DOCTEUR ALP. RENDU,

Ancien Interne & Prosecteur des Hôpitaux de Paris.

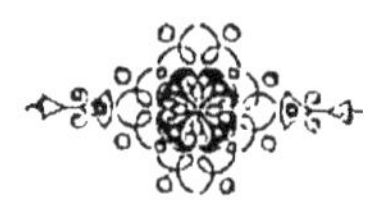

COMPIÈGNE.

IMPRIMERIE DE J. ESCUYER, RUE DES MINIMES.

—

1849.

REMARQUES

SUR

L'ÉPIDÉMIE DE CHOLÉRA

DE 1849.

Parmi les maladies épidémiques, le Choléra est une de celles dont on n'a pu jusqu'ici apprécier les causes, non plus que les circonstances sous l'influence desquelles il se développe. Nous le voyons envahir à la fois les pays les plus différents, et il devient alors difficile d'expliquer sa production par des conditions météorologiques identiques. Dans l'état actuel de nos connaissances, il est impossible de remonter aux causes qui le produisent, et nous sommes obligés de reconnaître notre impuissance à trouver, dans aucune des influences qui agissent sur l'homme, la raison de son développement !

Ces influences existent cependant, et de ce que jusqu'à présent nous n'avons pu constater d'une manière certaine leur puissance, il ne faut pas en négliger l'étude, et nous devons nous appliquer à constater les modifications que chacune d'elles imprime à l'économie. Ces influences, chez les uns, se bornent le plus souvent à créer une simple aptitude à contracter la maladie, tandis que chez les autres, elles sont sans effet : c'est là ce qui explique comment, dans le cours d'une épidémie, un certain nombre de personnes en sont préservées.

L'atmosphère exerce sur la constitution humaine une action des plus puissantes ; et cependant, si nous recherchons dans ses variations les causes du Choléra, nous trouvons que ni les fluides impondérables qu'il contient : calorique, électricité, lumière; ni son état hygrométrique, ni les variations de ses qualités physiques, n'ont influé d'une manière tranchée et évidente sur la marche de l'épidémie. Peut-être pourrait-on trouver une des causes du développement de l'affection dans l'état de l'air, alors que accidentellement certains principes peuvent en altérer la pureté. Parmi ces principes, ceux qui appartiennent au règne organique paraissent plus spécialement exercer une action délétère. Tantôt ce sont des émanations qui se dégagent d'eaux stagnantes au milieu desquelles se putréfient des débris de végétaux et d'animaux, tantôt ces miasmes sont fournis par les corps vivants eux-mêmes, comme lorsque plusieurs personnes sont renfermées dans un endroit bas et humide.

Les faits ne viennent malheureusement que trop prouver la vérité de ce que j'avance. Là où le Choléra a sévi avec le plus d'intensité, la malpropreté, des débris de matières animales et végétales en putréfaction, des eaux croupissantes, étaient des raisons suffisantes de l'intensité du fléau. Il est certaines localités de l'insalubrité desquelles il est difficile de se faire une idée. Là, c'est un égoût qui traverse une pièce dans laquelle loge toute une famille ; ici c'est un cloaque formé par les eaux qui croupissent dans les espaces que laissent entre eux les pavés plus qu'à moitié déchaussés. J'ai vu, au Petit-Margny, tout un pâté de maisons où il n'existe aucune fosse d'aisances ; un baquet reçoit les immondices ; quand il est plein, c'est à qui ne le videra pas ; et lorsque enfin on s'y décide, c'est à quelques pas des maisons que l'on amoncelle ces immondices. Comment s'étonner si, dans le cours d'une épidémie, la maladie sévit avec intensité au milieu de semblables foyers d'infection. Il est des lois de police qui règlent l'alignement et la hauteur des maisons; certes l'on pourrait, à bon droit, exiger des propriétaires qu'ils fassent établir des fosses d'aisances dans les maisons qu'ils mettent en location. Ce sont là des mesures d'hygiène qui intéressent toute une population, et l'on ne pourrait qu'applaudir à des mesures de rigueur qui astreindraient à ne mettre en location que des logements avouables.

Pendant l'été, chaque particulier est tenu d'arroser le devant de sa maison ; mais, à part un peu de fraîcheur et un peu moins de poussière, cette mesure est sans utilité aucune. Il n'en serait pas de même, si, au lieu de quelques arrosoirs jetés sur le pavé, chaque habitant était tenu de ne déverser sur la voie publique les eaux ménagères de sa maison qu'à certaines heures du soir, et que, immédiatement après, des seaux d'eau fussent jetés dans le ruisseau, et celui-ci balayé. L'on ne verrait plus, comme aujourd'hui, sur le devant des maisons, des ruisseaux pleins d'eau croupissante, foyers d'infection et de mauvaise odeur qui altèrent la salubrité d'une ville pour laquelle la nature a tout fait. Si l'arbitraire était permis, certes ce serait le cas de forcer tout propriétaire à s'arranger de manière à ce que les eaux ménagères de chaque maison vinssent se perdre dans un puisard : le sous-sol de la ville de Compiègne est admirablement disposé pour l'absorption de ces eaux. Mais si l'on ne peut exiger pareille chose pour les maisons déjà construites, rien n'empêche d'y assujétir les nouvelles constructions. Ce sont là des mesures qui intéressent toute une population, puisque à elles se rattachent des conditions hygiéniques dont on déplore l'absence, lorsqu'une épidémie vient à sévir.

Il est des villes où le pavé est des plus mauvais, et où les ruisseaux sont autant de mares croupissantes dont se trouvent choqués la vue aussi bien que l'odorat. L'on ne peut, je le sais, refaire du jour au lendemain un pavage défectueux, et nous voyons que la sage sollicitude du conseil municipal de Compiègne a déjà remédié en partie au vice que nous signalons. Mais il est une mesure de police qui, sous le rapport hygiénique, aurait un côté très avantageux : je veux parler de l'enlèvement des ordures. Chaque particulier peut à toute heure du jour verser sur la voie publique les débris provenant des besoins domestiques ; il résulte de là que constamment les rues de la ville offrent aux regards des amas d'immondices, et comme celles-ci ne doivent être enlevées que le lendemain, elles sont disséminées de tous côtés. Astreindre les particuliers à ne déverser les ordures sur la voie publique que le soir après une heure déterminée, ou le matin avant le passage du tombereau qui doit les enlever, ce serait le moyen de remédier à cet état de choses ; et cette mesure, qui n'entraîne à sa suite aucune dépense, contribuerait puissamment à la propreté et à l'assainissement des rues de la ville. Personne assurément ne trouverait à redire aux mesures énergiques que prendrait l'autorité pour assurer le service hygiénique d'une ville qui, par sa position sur le bord d'une rivière et sa proximité d'une magnifique forêt, ne laisse rien à désirer comme séjour réunissant toutes les conditions de salubrité.

Nous venons d'étudier les influences atmosphériques appréciables qui peuvent faciliter le développement d'une épidémie; mais ces influences ne sont pas seules à agir, et nous devons rechercher les causes diverses qui exercent sur l'économie des modifications importantes. De toutes ces causes l'alimentation est une de celles qui agissent le plus puissamment. Certains aliments irritent la surface interne du tube digestif, comme les fruits non encore parvenus à leur maturité ; d'autres ne stimulent pas suffisamment l'estomac, comme les viandes trop jeunes ; quelques-uns, comme les végétaux qui renferment une grande proportion de ligneux, offrent à l'action des intestins des substances qui leur sont réfractaires et les fatiguent inutilement. Enfin, il peut arriver que trop de matériaux réparateurs soient contenus dans les aliments, d'où résultera une pléthore préjudiciable. Plus souvent, cependant, l'alimentation sera insuffisante, et les organes n'étant pas convenablement réparés, l'économie tout entière résistera moins aux influences maladives, et l'épidémie sévira sur ces natures débilitées.

Nous ignorons la nature propre du Choléra, et j'en donnerai pour preuve le grand nombre d'hypothèses émises à cet égard ; mais ce qu'il y a de certain, c'est que dans le Choléra les organes digestifs sont profondément atteints ; si donc on ne cherche pas à ménager ces organes, on s'expose à contracter la maladie. Sous ce rapport les fruits verts sont pernicieux, et l'on ne saurait trop proscrire leur usage, en temps d'épidémie surtout; mais l'on aurait tort d'étendre cette prohibition aux fruits mûrs; ceux-ci constituent une alimentation saine et très hygiénique, surtout lorsqu'ils ne forment pas la base exclusive de la nourriture. Les fruits mûrs entretiennent les organes digestifs dans un état satisfaisant, où, indépendamment des sucs qu'ils fournissent par eux-mêmes, ils provoquent par leur présence la sécrétion de mucosités qui facilitent l'action de ces organes et en régularisent les fonctions. C'est donc à tort que certaines personnes, par excès de précaution, se privent de l'usage des fruits; ce sont les fruits verts qui sont nuisibles, tandis que, parvenus à une parfaite maturité, leur usage n'est que très salutaire. Il est cependant certaines personnes qui ne peuvent les supporter même lorsqu'ils sont parfaitement mûrs; il va sans dire que celles-là devront s'en abstenir, et cependant elles pourraient peut-être en faire usage en prenant la précaution de les faire cuire. Ce que je dis des fruits peut en partie s'appliquer aux légumes; l'homme est omnivore, et son alimentation doit être tirée du règne végétal autant que du règne animal. Dans certaines classes de la société surtout, les pertes que l'homme peut faire sont bien au-dessous des réparations qu'il tire de son alimentation, et dans ces circonstances une nourriture exclusivement animale lui devient préjudiciable. Bien plus, les organes digestifs sont souvent plus fatigués de la digestion des substances animales que des substances végétales; aussi est-ce à tort que certaines personnes, pendant l'épidémie, proscrivent les légumes de leur table; il faut les faire entrer dans l'alimentation au moins pour un tiers. Ce précepte est surtout de rigueur pour les personnes qui, par la nature de leurs occupations ou leur manière de vivre, font peu de pertes et dépensent peu de forces physiques. Gardons-nous cependant de tomber dans un excès contraire, et proscrire la viande serait une erreur plus grave que son abus.

L'homme a besoin d'une nourriture animale: ses organes digestifs ne sont pas, comme ceux des animaux herbivores, disposés de manière à compenser par la quantité ce qui peut manquer en qualité; il lui faut sous un petit volume beaucoup de matières nutritives, et qu'un certain laps de temps s'écoule entre une digestion et celle qui la suivra. La viande doit donc entrer pour beaucoup dans la nourriture del'homme; de celui surtout qui, faisant un usage continuel de ses forces physiques, a besoin de beaucoup réparer, par cela même qu'il perd beaucoup; malheureusement, il n'est pas toujours possible de mettre ce précepte à exécution, et trop souvent des circonstances impérieuses forcent l'artisan à une alimentation insuffisante. Je ferai remarquer cependant que ces circonstances sont peut-être de beaucoup moins fréquentes qu'il ne le semble au premier abord. Si la nourriture végétale est plus économique que la nourriture animale, elle doit être plus abondante, les repas sont plus fréquents, les forces sont moins bien réparées, et, par suite, il y a moins de travail produit. Il n'y a donc pas autant d'économie qu'il semble au premier abord, à n'employer pour alimentation que des substances végétales. Ces idées ne sont point purement théoriques : des faits sont là, qui prouvent la vérité de ce que j'avance. Des entrepreneurs employaient sur une ligne de chemin de fer des ouvriers anglais en même temps que des ouvriers français; ils furent tellement frappés de la différence qui existait entre la somme des travaux faits par les uns et celle faite par les autres, qu'ils exigèrent que les ouvriers français fussent soumis au même genre d'alimentation que les ouvriers anglais ; ceux-ci, comme l'on sait, font un grand usage de viandes. Après un certain temps, la somme des travaux exécutés était égale pour les ouvriers de l'une et de l'autre nation.

Les végétaux, surtout ceux qui contiennent peu de sucs nutritifs et beaucoup de ligneux, sont nuisibles alors qu'ils constituent la base principale de la nourriture. Les organes digestifs se fatiguent, les forces ne sont pas réparées, et le corps débilité résiste bien moins aux influences délétères. Ce que nous disons ici s'applique surtout aux légumes secs; les légumes frais sont en général plus substantiels et d'une digestion plus facile ; ils viennent dans une saison où le corps a besoin de moins réparer, tandis que l'hiver, pour résister aux influences, il faut puiser dans une nourriture substantielle les forces nécessaires. Aussi l'activité des organes digestifs est-elle plus grande pendant les froids de l'hiver que pendant les chaleurs de l'été.

Ce que nous disons des aliments peut également s'appliquer aux boissons. L'abus des spiritueux dénature les forces digestives; sous leur influence l'appétit se perd, les digestions languissent, et l'on a vu des personnes qui en étaient arrivées au point de ne plus prendre d'aliments solides : l'eau-de-vie devenait leur unique nourriture, mais alors les forces et la santé étaient profondément altérées. Beaucoup de ces personnes, ainsi adonnées aux spiritueux, ont été atteintes par la maladie et y ont succombé; mais, comme pour démontrer le néant des prévisions humaines, on a vu des hommes pour qui l'ivresse était l'état habituel, traverser l'épidémie et n'en ressentir aucune influence.

Les boissons aqueuses, par leur abondance peuvent nuire et débiliter l'estomac. Quelquefois la qualité des eaux est mauvaise, et cette circonstance rend plus nuisible encore l'abus qu'on peut en faire pendant les chaleurs de l'été ou les fatigues d'un travail forcé. De l'eau coupée avec du vin ou légèrement aiguisée d'eau-de-vie constitue une boisson très salutaire. Il en est de même de la bière, lorsqu'elle est convenablement faite. C'est donc à tort que l'on en a proscrit l'usage pendant le Choléra. Je citerai les ouvriers de la brasserie de M. Ancel, au Petit-Margny, qui n'ont cessé, pendant tout le temps de l'épidémie, de faire une grande consommation de bière ; aucun d'eux n'a été malade, et cependant ils étaient soumis à un travail excessif, et habitaient l'endroit où l'épidémie a sévi avec le plus d'intensité. Je suis disposé à croire que chez eux l'usage de la bière, loin de leur avoir été nuisible, a beaucoup contribué à les préserver du fléau.

Nous venons de passer en revue les principaux agents appartenant au monde extérieur, dont nous pouvons en partie constater l'influence ; mais la société imprime à la nature humaine des modifications qui réagissent sur le système nerveux, et les fortes commotions qui frappent à la fois tous les habitants d'un pays peuvent bien être pour quelque chose dans le développement d'une épidémie.

Dans le Choléra le système nerveux est profondément atteint, les crampes en sont la preuve ; si donc ce système d'organes est soumis à des influences telles que ses fonctions en soient troublées, on conçoit sans peine qu'il devienne plus accessible aux influences délétères, et résiste moins aux principes morbides. L'on a vu des personnes tellement impressionnées à l'aspect de cholériques, qu'elles en ont contracté la maladie, tandis que d'autres, douées d'une grande énergie morale, résistaient aux influences délétères au milieu desquelles elles vivaient. J'ai vu une personne dont le frère fut pris du Choléra et emporté en quelques heures, être atteinte du même mal, et se frapper tellement de l'idée qu'elle succomberait à la même heure que son frère, que tout nous faisait craindre une issue funeste, tant cette idée fixe aggravait le mal. Le courage tranquille qui apprécie le danger et ne le craint pas, est un excellent préservatif contre les maladies épidémiques : la crainte de la maladie ou celle d'en être victime prédisposent au contraire à la contracter, ou à en être violemment atteint. Souvent, au début d'une épidémie, la consternation et l'effroi règnent dans les esprits ; et nous avons été trop à même d'apprécier, d'une part, la triste influence qu'eut sur la population d'une commune la fuite honteuse de son maire, et, d'une autre part, les heureux résultats du zèle et de la courageuse activité du sous-préfet, pour ne pas comprendre que les ressources de l'hygiène ne sont pas les seules qu'on doive invoquer, mais qu'il faut encore recourir à celles non moins importantes de la médecine morale. Nous nous sommes fait un devoir, pendant l'épidémie, de prévenir la terreur chez nos clients, en leur cachant le nombre des victimes atteintes par le fléau, ou en attribuant la mort de ceux qui avaient succombé, lorsqu'elle était connue, à des imprudences ou à des complications très rares. Peut-être, pendant la durée de l'épidémie, serait-il convenable d'empêcher de sonner les cloches ; leur son lugubre, en avertissant toute une population du fléau qui la décime, ne peut avoir que de funestes effets.

L'on a souvent mis sur le compte de la contagion des faits qui y sont complètement étrangers. Une personne va voir un ami qu'elle croit bien portant; elle le trouve atteint du Choléra; elle en est tellement frappée, qu'elle-même contracte la maladie. Dans ce cas, ce n'est pas à la contagion qu'il faut attribuer le développement du mal; c'est bien plutôt à la perturbation du système nerveux, ou bien encore parce que cette même personne a été exposée aux principes délétères sous l'influence desquels se développe le Choléra. Une jeune fille passe les jours et les nuits à soigner sa mère atteinte de la maladie; celle-ci succombe, et lendemain la fille est prise du Choléra; attribuera-t-on encore à la contagion cet exemple? Non; il y a dans ce fait des fatigues accumulées et une peine morale qui suffisent pour expliquer l'invasion du mal. Pour nous, le Choléra n'est point contagieux, et si de loin en loin il se rencontre quelques exemples qui semblent prouver en faveur de la contagion, combien en est-il d'autres qui démontrent jusqu'à l'évidence la non contagion de cette affection. Pour déclarer une maladie contagieuse, surtout lorsque cette maladie se développe sous forme épidémique, il faut qu'il n'existe plus aucun doute à cet égard; tant qu'il y a du doute, abstenez-vous, bien mieux niez la contagion. En effet, si déjà lorsqu'il est bien prouvé qu'une maladie n'est pas contagieuse, on voit, dans les campagnes surtout, les malades être souvent délaissés, combien cet abandon ne sera-t-il pas plus grand si la contagion est évidente.

Il faut, en temps d'épidémie, conserver le sang-froid et le calme habituels ; mais nous ne sommes pas toujours maîtres des impressions que nous ressentons, et souvent alors on observe un changement complet dans le caractère de certains individus. Des hommes de courage et d'énergie ne sont plus les mêmes ; ils s'effraient à la moindre apparence du mal, et restent pendant toute la durée de l'épidémie dans une crainte continuelle. L'idée seule de la maladie les affecte, et, alors qu'ils devraient éloigner d'eux tout ce qui la leur rappelle, on les voit prendre l'épidémie comme sujet de toutes leurs conversations, et se complaire en quelque sorte dans des entretiens dont le résultat est de les inquiéter profondément, et, par cela même, de les disposer au mal. Ils ressemblent au voyageur que la vue d'un précipice frappe d'épouvante, et dont il ne peut cependant s'éloigner, fasciné qu'il est par la présence du danger.

Il en est du Choléra comme de toutes les autres maladies ; il offre des caractères généraux auxquels il est facile de le reconnaître, mais il présente dans son cours des modifications selon la manière d'être et le tempérament des malades ; aussi ne saurait-on exposer une méthode de traitement applicable à tous les cas ; ce qui convient à l'un peut être nuisible à l'autre, et c'est au Médecin à discerner les indications qui résultent de l'examen attentif des modifications que la maladie reçoit. Ces modifications peuvent tenir à la constitution particulière des malades; elles peuvent dépendre aussi de l'épidémie elle-même. On sait, en effet, que souvent le génie d'une épidémie change pendant sa durée; de même aussi chaque individu supporte le mal avec une manière d'être qui lui est propre, et dont le Médecin doit tenir compte. Le Choléra n'a pas, chez tous les malades, débuté de la même manière, bien qu'on puisse dire que, le plus généralement, il fut annoncé par un dérangement des organes digestifs, qu'indiquait une diarrhée plus ou moins abondante. Quelquefois un malaise vague, indéfinissable, précédait de quelque jours le début du mal, et celui-ci finissait par éclater alors que les personnes atteintes continuaient leurs travaux habituels. Chez quelques-uns la maladie a débuté tout à coup, sans être annoncée à l'avance par aucun signe précurseur. Ces exemples ont été rares à Compiègne. Lorsque le mal éclate, il atteint dans l'espace de quelques heures son *summum* d'intensité. Les vomissements se succèdent avec rapidité, l'estomac ne supporte rien, les déjections alvines s'établissent et deviennent bientôt involontaires; souvent aussi une soif vive vient s'ajouter aux autres souffrances et augmenter l'anxiété du malade. On voit alors survenir une série de symptômes qui présagent une issue fatale : la face s'altère, les yeux sont hagards, ternes et enfoncés. Les traits du visage s'allongent, la coloration vermeille des joues disparaît pour faire place à une teinte bleuâtre. La chaleur s'éteint, l'haleine elle-même devient froide, le pouls a disparu, et tout le corps se couvre d'une sueur froide. Des crampes extrêmement douloureuses viennent ajouter l'angoisse des souffrances à ce pénible état, la voix qui s'était affaiblie s'éteint tout à fait, la respiration est devenue courte et suspirieuse, les yeux se cavent, les traits se décomposent, et la mort vient mettre un terme à ce déchirant spectacle.

Tels sont les symptômes et la marche du Choléra abandonné à lui-même, ou débutant avec une telle rapidité qu'il ne laisse aucune prise aux médicaments. Heureusement, à Compiègne, les exemples de ce genre ont été rares ; le plus généralement la marche de la maladie a été lente, et souvent nous avons été assez heureux pour pouvoir l'enrayer ; quelquefois les crampes ont manqué, ou n'ont duré que peu d'instants. Dans certains cas, l'on a vu les vomissements et la diarrhée cesser ; mais les autres symptômes persistaient et amenaient la mort des malades. Nous avons vu chez des cholériques, la circulation se rétablir, et avec elle la chaleur revenir ; on concevait alors quelque espoir, mais trop souvent c'était se bercer d'une illusion trompeuse : l'atteinte portée au principe de la vie avait été trop profonde, et les malades succombaient en proie à une agitation violente et dans une extrême anxiété. Des personnes atteintes du Choléra ont pu résister à la maladie, mais ont succombé à ses suites ; souvent, alors, c'est le cerveau qui se prend ; les malades tombent dans le côma, et succombent à une affection cérébrale.

Vers le milieu de l'épidémie, les symptômes du Choléra se sont alliés quelquefois aux phénomènes de la Suette. Le resserrement épigastrique, qui semble être un des caractères de cette dernière affection, venait s'ajouter aux symptômes du Choléra ; il nous a semblé qu'alors la maladie diminuait de gravité. Nous avons remarqué qu'en général le mal acquérait promptement son *summum* de gravité, et lorsque sa durée se prolongeait, c'était déjà une chance de salut. Les trois ou quatre premiers jours passés, on pouvait espérer sauver les personnes atteintes, si toutefois il ne survenait des complications, surtout des complications cérébrales. La convalescence une fois établie, elle marchait en général assez promptement, à l'opposé de ce que nous avons pu voir pour la Suette, où une indisposition, légère en apparence, laissait des traces profondes qui existaient encore trois ou quatre mois après l'affection.

L'épidémie actuelle, pour ce qui regarde la ville de Compiègne, nous offre ce caractère remarquable, que le mal s'annonce plusieurs jours à l'avance, dans la plupart des cas, par une diarrhée plus ou moins abondante. Si cette indisposition est négligée, si le malade ne s'en préoccupe pas et ne change en rien son mode de vie, alors les symptômes s'aggravent, et le Choléra éclate ; neuf fois sur dix, c'est ainsi que le Choléra a débuté, et si cette diarrhée avait été soignée dès le début, je suis convaincu que le nombre des personnes atteintes eût été de beaucoup moins considérable.

La classe ouvrière se préoccupe peu, en général, des indispositions qui ne sont pas assez graves pour l'arrêter, et elle se détermine difficilement à soigner une affection qu'elle regarde comme légère ; aussi, dans l'épidémie actuelle, doit-on attribuer la fréquence plus grande de la maladie chez les personnes de cette classe, à cette insouciance d'une indisposition que, malgré l'avis des médecins, l'on s'obstinait à considérer comme légère et de peu d'importance.

Nous avons bien souvent été appelé à donner nos soins à des personnes atteintes de diarrhée; celle-ci cédait assez facilement, et nous sommes convaincu que chez ces personnes, si on eût laissé cette indisposition subsister, une maladie plus grave en serait résultée.

En temps d'épidémie il ne faut négliger aucune indisposition, tout peut devenir grave, et le devenir très promptement. Ce sont ces signes précurseurs, en quelque sorte, du Choléra, qui nous paraissent établir une différence tranchée entre l'épidémie actuelle et celle de 1832; à cette époque, en effet, les cas de Choléra foudroyant étaient nombreux et fréquents, aujourd'hui c'est l'exception; la maladie dans la majorité des cas permet au Médecin d'agir, et souvent il a vu ses efforts être couronnés de succès. Dans les cas mêmes où l'on a eu une terminaison fatale à déplorer, le plus souvent les symptômes de l'affection n'ont pas offert la même intensité que celle avec laquelle ils se montraient en 1832. Et lorsque je viens à comparer ce que je vois à Compiègne pendant cette épidémie, et ce que j'ai observé en 1832 dans les hôpitaux de Paris, où je remplissais les fonctions d'élève interne, je suis frappé de la différence qui existe dans l'intensité des symptômes de la maladie. L'épidémie actuelle nous paraît moins intense que celle de 1832, et si elle est aussi meurtrière, c'est qu'elle se prolonge beaucoup plus longtemps; mais je suis convaincu qu'en 1849 on a observé un beaucoup plus grand nombre de guérisons qu'en 1832.

D'après ce fait, on serait autorisé à conclure que si le malheur voulait que nous fussions atteints une troisième fois par le fléau, son intensité serait encore moindre qu'elle ne l'est aujourd'hui, et l'on verrait le mal perdre de son énergie à mesure qu'il tendrait à reparaître. Espérons toutefois que nous n'aurons pas occasion de consta ter ces résultats.

Dans l'état actuel de nos connaissances, nous ignorons la nature propre du Choléra; nous constatons une altération profonde des fonctions des organes digestifs, qui s'accompagne de troubles de la circulation et du système nerveux; mais nous ne pouvons indiquer la nature propre du mal; aussi voyons-nous dans le traitement une grande incertitude : il n'y a rien de fixe, rien d'établi, et le grand nombre de remèdes proposés contre le Choléra est la meilleure preuve de l'impuissance de nos moyens thérapeutiques. Nous en sommes réduits à faire la médecine de symptômes. Combattre la diarrhée et les vomissements, calmer les crampes, raviver la circulation et la chaleur, c'est à cela que se borne le rôle du Médecin ; nous ne pouvons attaquer le mal dans son essence, puisque nous ignorons sa nature, et nous nous bornons à combattre ses effets. De ce que je dis, il ne faut pas conclure que la médecine est sans force contre cette affection : c'est beaucoup de diminuer les souffrances des malades, et lorsque l'on parvient à modérer les symptômes d'une affection, on en diminue l'intensité. Nous répétons ici ce que déjà nous avons dit ; si chaque individu atteint de diarrhée avait pris les précautions convenables pour faire cesser cette indisposition, le nombre de cholériques eût été de beaucoup moindre.

Les épidémies, lorsqu'elles viennent à sévir, provoquent des mesures hygiéniques dont les résultats ne peuvent être que très satisfaisants. Toujours, à ces époques, on fait disparaître des foyers d'infection dont jusqu'alors on avait négligé la présence, ou dont on ne soupçonnait pas l'influence délétère. Nous avons signalé, dans le cours de ces remarques, des causes d'insalubrité auxquelles il est facile de remédier, et nous avons insisté sur ce fait, que, lorsque la santé publique est mise en jeu, on ne saurait prendre des mesures trop énergiques pour la sauvegarder.

Nul ne saurait se récrier contre des mesures de rigueur prises en semblable circonstance; car devant de tels fléaux, les intérêts particuliers doivent disparaître pour faire place aux intérêts généraux. Nous avons foi et confiance dans la sagesse et la sollicitude éclairée des autorités municipales ; leur intelligente activité, en diminuant les causes d'infection, rassurera les populations effrayées, et leur méritera la reconnaissance de leurs concitoyens.

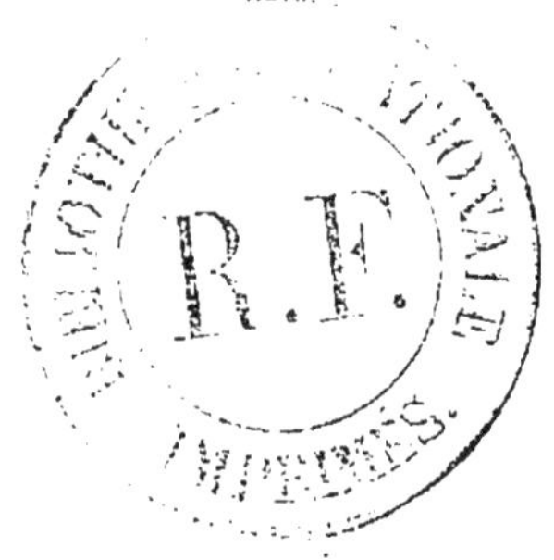

www.ingramcontent.com/pod-product-compliance
Ingram Content Group UK Ltd.
Pitfield, Milton Keynes, MK11 3LW, UK
UKHW020408250726
13967UKWH00006B/2540

9 782012 929494